AF468594

MÉMOIRE

SUR

LE VOMISSEMENT,

CONSIDÉRÉ DANS L'ÉTAT SAIN ET DANS LES MALADIES CANCÉREUSES DE L'ESTOMAC;

PAR M. PIÉDAGNEL,

Interne de première classe des hôpitaux et hospices civils de Paris, prosecteur à l'Athénée royal.

A PARIS,

CHEZ MÉQUIGNON-MARVIS, LIBRAIRE POUR LA PARTIE DE MÉDECINE,

RUE DE L'ÉCOLE DE MÉDECINE, N° 3.

1821.

DE L'IMPRIMERIE DE CELLOT.

A MONSIEUR

MAGENDIE,

PHYSIOLOGISTE.

A MONSIEUR

KAPELER,

MÉDECIN.

A MONSIEUR

BEAUCHÊNE FILS,

CHIRURGIEN.

PIÉDAGNEL.

MÉMOIRE

SUR

LE VOMISSEMENT.

La théorie du vomissement est désormais fixée, pour tout esprit judicieux, par les derniers travaux de M. Magendie sur cet intéressant sujet. Jusqu'ici les critiques et les efforts qu'on a faits pour la renverser n'ont servi qu'à en faire mieux sentir l'exactitude et la justesse.

Tel est le mémoire que mon condisciple et mon collègue dans les hôpitaux, M. Bourdon, a publié récemment. Les faits rapportés dans ce travail, loin de détruire la théorie de M. Magendie, comme l'auteur le suppose, me semblent au contraire de nature à la confirmer.

Pour arriver à cette conviction, je ne me suis pas borné à raisonner sur les faits rapportés par M. Bourdon, j'ai fait moi-même quelques expériences et plusieurs observations dont je vais rendre compte dans ce mémoire.

Et d'abord, comme on a reproduit cette question

tant de fois agitée, *L'estomac se contracte-t-il dans le vomissement?* examinons cet organe dans le moment où le phénomène a lieu.

Si on met l'estomac à découvert quand un animal vomit, on voit que dans les premiers efforts, loin de revenir sur lui-même, cet organe se distend par de l'air (1) : si on laisse l'organe hors de l'abdomen, l'animal fait le dernier effort (celui qui amène ordinairement l'expulsion des matières), et le vomissement n'a pas lieu ; si on le remet dans l'abdomen, les substances qu'il contient sont rejetées. Voilà un fait constant; mais plusieurs auteurs ont dit avoir vu le ventricule se contracter pendant le vomissement. Quelle est donc cette contraction ?

L'estomac est susceptible de trois espèces de contractions. La première est celle qu'il développe lorsque, distendu, il revient sur lui-même à fur et à mesure que les matières sortent : celle-là est lente, faible, graduée ; elle ne s'aperçoit, pour ainsi dire, que par la diminution du volume de l'organe.

La deuxième est celle qu'il partage avec tout le canal digestif, c'est le mouvement péristaltique. Ce mouvement, qui se remarque surtout vers la fin de la digestion, est plus sensible dans la portion pylorique que dans la portion splénique de l'estomac ; il se fait tantôt de bas en haut, et tantôt de haut en bas : il est communément très-peu prononcé et très-lent. Une seule fois je l'ai vu sur un chien qui me servait à faire une préparation pour l'Athénée royal, tellement fort

(1) M. Magendie, *Mémoire sur le vomissement.*

que je n'ai pu m'empêcher d'attendre pour voir si l'animal vomirait ; ayant attendu en vain, j'ai tué le chien ; la contraction a persisté après la mort, elle a même augmenté au point que les parois de l'estomac semblaient se toucher, et que l'organe, dans sa moitié droite, était réduit au volume d'un doigt. Alors je ne doutai point que les matières passeraient au moins dans l'œsophage (1), si elles n'étaient pas rejetées complétement. Quelle fut ma surprise lorsque ayant ouvert ce dernier, je le trouvai vide ! L'estomac contenait cependant une assez grande quantité de matières à demi liquides.

La troisième espèce de mouvement que présente l'estomac est encore très-lente ; ce n'est pas, à proprement parler, une contraction, mais un véritable racornissement ; elle se met en jeu lorsque l'on place dans cet organe, ou à sa surface, un peu de sublimé, un acide minéral, etc. : alors la partie avec laquelle ces substances sont en contact se mortifie ; il se fait un

(1) Les contractions de l'œsophage, ainsi que celles de toute la partie sus-diaphragmatique du canal digestif, cessent au moment de la mort ; on sait que celles de la portion placée au-dessous de la cloison, non-seulement continuent, mais même augmentent d'intensité. C'est à une de ces contractions qu'il faut rapporter, je crois, celles qu'a vues Haller : « La première, dit-il, est exercée par les fibres circulaires ; elle naît au duodénum, se montre ensuite au pylore, et se propage successivement au cardia, jusqu'à ce que les matières qui doivent être vomies passent dans l'œsophage : c'est le mouvement antipéristaltique. » (Tom. VI, pag. 281 et 282.)

« La deuxième espèce dépend des fibres obliques qui de l'œsophage se portent à l'estomac : par elle la face antérieure de ce viscère se rapproche brusquement de la face postérieure, en faisant entendre un certain bruit. »

resserrement dont les effets sont visibles à un pouce de l'escarre, et par cette sorte de contraction les autres portions de l'estomac semblent attirées vers le point gangrené (1).

Jamais aucune de ces contractions ne m'a paru susceptible de pouvoir produire le vomissement ; et avec toute la bonne volonté possible, je n'ai pu en observer d'autres.

Ces faits établis, voyons si le vomissement peut avoir lieu sans estomac. Ici se place naturellement l'expérience de M. Magendie, qui consiste à substituer à l'estomac d'un chien une vessie de cochon, et à faire vomir l'animal. Cette expérience est très-concluante ; mais parce que l'estomac postiche ne se vide pas toujours complétement, M. Bourdon a cru pouvoir aussi en tirer parti. Il a établi qu'un tiers de liquide restait constamment dans la vessie, et il a conclu de là, que dans le vomissement naturel, l'estomac, par sa contraction, devait y entrer pour un tiers. Nous admirons la précision avec laquelle on a ainsi évalué en nombre la part d'action de chaque organe, quoique nous ne comprenions pas par quel moyen on est arrivé à cette exactitude; mais nous ne pouvons cependant nous empêcher de faire remarquer que, dans certains cas, l'estomac postiche se vide complétement, et qu'on peut même, au moyen de quelques précautions, être sûr d'obtenir ce résultat.

(1) Ces divers phénomènes, je les ai vus non pas une ou deux fois, mais plusieurs centaines de fois chacun, puisque j'ai eu l'avantage d'assister à presque toutes les expériences que M. Magendie a faites sur ce sujet depuis huit ou dix ans.

Ayant réfléchi à ce qui se passe dans l'expérience de la vessie, nous avons pensé qu'il se pourrait bien que si tout le liquide ne sort pas pendant les efforts, cela dépendît de ce que la poche qui remplace l'estomac se replie sur le tube, et forme ainsi un obstacle mécanique à l'issue des matières. Nous avons été confirmés dans notre manière de voir par l'expérience suivante, qui nous a été communiquée par M. Magendie, et qui a été faite publiquement dans son cours de physiologie expérimentale de cette année.

On prit un chien de moyenne taille, on plaça une double ligature sur la jugulaire gauche, on incisa la ligne blanche, et on substitua, par la méthode ordinaire, à l'estomac de l'animal sujet de l'expérience, l'*estomac mort* d'un autre chien. Après l'avoir rempli de liquide coloré, on le mit dans l'abdomen, on réunit la plaie du ventre, et, par une injection d'émétique dans les veines, on fit vomir le chien. Les vomissemens se répétèrent plusieurs fois; puis on tua l'animal, et à l'ouverture, l'estomac postiche était *complétement vide*.

D'après cette expérience, nous avons pensé que notre idée sur l'obstacle au rejet de la totalité des substances contenues dans l'estomac, était juste, et qu'en donnant une nouvelle forme à la vessie, nous pourrions, à volonté, faire sortir toutes les matières par le vomissement. Nous fîmes donc l'expérience suivante: Sur un chien caniche de forte taille, nous incisâmes la ligne blanche à sa partie supérieure: nous fîmes une petite incision au-dessus du pubis, et au moyen d'une sonde d'homme introduite par la plaie supérieure, nous plaçâmes dans le ventre, derrière sa paroi antérieure, un morceau de l'intestin colon d'un gros chien, et dont les deux extrémités sortaient, l'une par la plaie supérieure, l'autre par l'inférieure. Nous enlevâmes l'estomac, et nous fixâmes le bout supérieur de l'intestin à l'œsophage, au moyen d'une grosse canule de bois; nous recousîmes ensuite l'ouverture supérieure; nous injectâmes dans l'intestin, par le bout qui correspondait au pubis, environ une livre de liquide coloré, et nous plaçâmes une ligature sur cette extrémité.

Dans cette expérience, nous avions une espèce d'estomac continu de l'œsophage au pubis, et que nous pouvions empêcher de se replier sur la canule œsophagienne, en le fixant au bassin.

Nous fîmes vomir l'animal, en introduisant de l'émétique dans les veines; les vomissemens se répétèrent, et lorsque nous ouvrîmes le sujet de notre expérience, nous trouvâmes *l'estomac postiche complétement vide.*

D'après ce que nous venons de dire, on voit que l'expérience sur laquelle s'appuie M. Bourdon n'est nullement favorable à sa théorie. Voyons si les faits pathologiques lui fourniront un appui plus solide.

M. Bourdon s'étaie d'une observation de cancer de l'estomac, dans lequel il n'y eut point de vomissement. Nous allons la rapporter, puis nous lui opposerons plusieurs autres cas du même genre, dans lesquels il y a eu vomissement jusqu'à la fin, bien que l'estomac eût depuis long-temps cessé d'être contractile.

Marie C..., âgée de cinquante-six ans, née à Clermont, demeurait depuis long-temps à Paris, où elle était couturière lorsque, le 7 mars 1818, elle entra à l'hôpital de la Charité.

» Cette femme se plaignait de ressentir beaucoup d'incommodité depuis quelques mois, sans préciser plus exactement le temps où sa santé s'était altérée. Sa maladie était surtout remarquable par un état de langueur et d'amaigrissement tel que, sur ce caractère, et d'après le teint de la face, M. le docteur Lerminier soupçonna l'existence d'un cancer, sans désigner le siége de cette maladie présumée.

» L'absence de vomissement et de tumeur à l'épigastre, fit rejeter l'idée de cancer ou de squirrhe à l'estomac. Le toucher fit reconnaître l'état sain du col de l'utérus, qui n'était ni dur, ni inégal, ni le siége de douleurs vives et lancinantes : les autres organes paraissaient également sains.

» L'appétit était variable ; les digestions se faisaient lentement, la diarrhée alternait avec la constipation ; le ventre n'était point douloureux, et n'offrait aucune tumeur appréciable. Il n'y avait point de vomissement, et pourtant la malade éprouvait des nausées, surtout après les repas. Quelquefois elle ressentait toute l'anxiété qui précède et accompagne le vomissement : la déglutition s'exécutait, et les mâchoires agissaient comme chez une personne qui va vomir ; plusieurs fois même les efforts de vomissemens s'opérèrent ; la respiration alors était suspendue, les muscles abdominaux étaient durs et contractés, et cependant le vomissement n'eut pas lieu. Ces efforts inutiles causaient à la malade des impatiences difficiles à exprimer. La toux succédait assez souvent aux envies de vomir et aux efforts dont je viens de parler : après cette toux, les nausées étaient moins fortes. Au reste, l'état des autres fonctions était satisfaisant : le pouls était lent et les forces ordinaires, la respiration naturelle; la poitrine était sans douleur et sonore à la percussion.

» Vers le milieu de mars, la malade éprouvait souvent, surtout le matin, une toux assez fréquente, qui donnait lieu à l'expectoration de crachats jaunâtres, séparés, floconneux. Ce dernier symptôme, réuni à l'amaigrissement très-prononcé, et à la diarrhée, augmentée depuis l'entrée de la malade à la Charité, fit oublier la teinte particulière de la face, et l'on admit l'existence de la phthisie pulmonaire chez cette femme, que la couleur de la peau avait d'abord fait croire affectée de cancer : dès lors on la traita comme phthisique.

» Dans les derniers jours de mars et les premiers d'avril, la toux et l'expectoration augmentèrent; la maigreur était extrême; la teinte jaune-paille de la peau se prononça de plus en plus.

» Dans la dernière quinzaine d'avril, le dévoiement n'alternait plus avec la constipation, comme auparavant; il y avait, par jour, cinq à six selles liquides et très-fétides. La respiration devint difficile; la toux augmenta; la poitrine cessa d'être sonore à la percussion; en même temps les jambes s'infiltrèrent. Enfin, réduite au marasme, la malade succomba le 2 mai 1818. Il est à remarquer surtout que cette malade avait eu de l'appétit jusqu'au dernier jour, et qu'elle n'avait pas éprouvé un seul vomissement depuis son entrée à l'hôpital de la Charité jusqu'à sa mort.

» Autopsie du cadavre (le 4 mai). Etat extérieur..... rien de remarquable. Crâne........ aucune lésion du cerveau; pas d'épanchement.

» Poitrine. Les deux cavités pectorales contenaient un fluide purulent et fétide; la droite en contenait environ huit onces, et la gauche une quantité moins considérable. Les deux plèvres étaient recouvertes de couches albumineuses, épaisses; le poumon gauche était sain, le droit présentait, vers son sommet, deux très-petites cavités remplies de pus; le cœur était sain.

» Abdomen..... Pas d'épanchement dans le péritoine. Le foie était volumineux, mais sans altération; la rate et le pancréas étaient sains, aussi-bien que les intestins.

» L'estomac était un peu plus étroit qu'il ne l'est ordinairement; les parois, avant leur section, paraissaient plus résistantes et plus épaisses qu'à l'ordinaire. On pouvait cependant, en comprimant l'estomac d'avant en arrière, adosser les parois l'une à l'autre, forcer une partie du fluide contenu dans ce viscère à sortir par l'orifice cardia, et à remplir ainsi l'extrémité inférieure de l'œsophage. A l'ouverture de l'estomac, il sortit de sa cavité environ huit onces d'un liquide brunâtre d'odeur aigre.

» Le tissu de ce viscère était d'un blanc uniforme; sa section en était brillante, demi-transparente; la substance lardacée criait sous le scalpel qui la divisait. Il était impossible d'y reconnaître les diverses tuniques, ni l'endroit où elles s'unissent, ni le tissu cellulaire qui sert à leur union. On ne pouvait plus distinguer que la face interne de la membrane muqueuse, et la surface lisse de la séreuse. Ces parties étaient les seules qui fussent restées saines et reconnaissables. La tunique musculeuse était complétement squirrheuse ; elle avait perdu ses caractères propres, et était devenue très-dure, blanche, brillante. On ne la reconnaissait qu'à sa situation entre la membrane muqueuse et la séreuse.

» L'épaisseur des parois de l'estomac était de trois à quatre lignes partout, plus considérables qu'ailleurs vers les deux courbures et le pylore, qui, cependant, n'était pas complétement obstrué, mais seulement rétréci. L'estomac était squirrheux dans presque toute son étendue : il ne restait de partie saine que l'orifice œsophagien, dans toute sa circonférence, et dans l'étendue d'un pouce entre cet orifice et le corps de l'estomac. »

S'appuyant sur cette observation, mon condisciple croit pouvoir établir que le vomissement n'a pas lieu si l'estomac n'y prend point une part active. En effet, dit-il, voilà une femme chez laquelle il y avait de violens efforts musculaires pour vomir, où, par conséquent, l'estomac était comprimé par les muscles abdominaux, et où cependant il n'y avait point de vomissement, preuve que l'action des muscles de l'abdomen ne suffit point pour faire vomir, comme l'a assuré M. Magendie.

Ce raisonnement aurait toute la valeur désirable si

tous les cas de cancers de la totalité de l'estomac présentaient la même impossibilité de vomissement; mais si nous parvenons à faire voir qu'il n'en est pas toujours ainsi, le fait rapporté par M. B. n'aura plus aucune valeur.

PREMIÈRE OBSERVATION.

Cancer de la totalité de l'estomac avec vomissement.

Delaitre (Louis-Jacques), âgé de trente-deux ans, marié, né à Bagnolet, département de la Seine, demeurant au Petit-Charonne.

Tempérament lymphatique nerveux, taille de cinq pieds trois pouces, assez bonne constitution.

Il y a neuf ans, chancres traités à l'hôpital des Vénériens par la liqueur de Van-Swieten, puis par les pilules : il sortit guéri au bout de deux mois; à cette époque, il survint une éruption de boutons, qu'on voulut traiter par des tisanes purgatives; mais chaque fois que le malade en prenait, il rendait, plusieurs heures après, environ une pinte de sang par les selles. Les boutons disparurent. Delaitre prit encore une bouteille de liqueur de Van-Swieten, ce qui l'affaiblit beaucoup; et ce ne fut qu'au bout de huit mois qu'il parvint à reprendre ses forces, au moyen d'un régime analeptique.

Deux ans après, il prit l'état militaire pendant six mois; il eut, à cette époque, une blennorrhagie qu'il traita par les adoucissans.

Depuis trois ans, il souffrait de coliques, qui avaient

leur siége particulièrement à la région hypogastrique, et qui s'étendaient transversalement de chaque côté dans les fosses iliaques ; elles ne venaient que de temps à autre, et étaient quelquefois accompagnées de déjections sanguinolentes, ou même de selles entièrement formées par du sang : chaque évacuation sanguine était suivie d'une grande faiblesse.

Il y a deux ans, il tomba de douze pieds de haut; mais cet accident n'eut pas de suites fâcheuses.

Depuis trois mois les douleurs s'étaient portées à la région épigastrique, et étaient beaucoup plus fortes que lorsqu'elles existaient à l'hypogastre; depuis cette époque aussi il avait des rapports aigres le matin, des envies de vomir, et des vomissemens de matières aigres et d'odeur très-désagréable. Tel était son état lorsqu'il se présenta à l'hôpital Saint-Antoine le 17 septembre 1820. Alors les vomissemens avaient lieu immédiatement après l'ingestion des alimens, mais seulement de ceux qui sont tirés des animaux et des matières grasses en particulier ; les végétaux n'étaient pas rendus. Il n'y avait point d'appétit, la bouche était mauvaise, le plus souvent amère; la langue était rouge; constipation opiniâtre, urines quelquefois troubles. Face pâle abdominale; maigreur, faiblesse, insomnie.

Delaitre avait en outre des palpitations fréquentes. (Tisane de lin édulcorée émulsionnée, diète.)

Les 22 et 23, les vomissemens devinrent plus fréquens : la plus petite quantité de tisane les occasionait; les douleurs, beaucoup plus fortes, s'étendaient de l'épigastre à l'épaule gauche (fomentations et lavemens émolliens).

Le 26, les urines abondantes déposaient une grande quantité de mucus.

Le 27, il y eut une selle sanguinolente.

Le 3 octobre, les douleurs étaient un peu apaisées; si on appuyait sur la région épigastrique, on éprouvait un sentiment de crépitation; la faiblesse devint plus grande, la voix et les mouvemens s'affaiblirent.

Le 8, les vomissemens étaient moins fréquens; hoquet.

Le 9 et le 10, les fonctions de relation s'anéantirent, le malade ne vivait plus qu'à l'intérieur : il mourut le 11 à une heure de relevée.

Ouverture du cadavre vingt-une heures après la mort.

Extérieur.... Maigreur, pâleur remarquable, ventre distendu par des gaz.

Tête..... saine.

Poitrine..... *Cœur* sain; système veineux gorgé de sang.

Poumons un peu engoués postérieurement; la plèvre qui les recouvre en était séparée à la partie postérieure, par de la sérosité qui formait une couche de plus de trois lignes d'épaisseur. La plèvre costale offrait aussi le même phénomène, quant aux côtes et aux muscles intercostaux.

Abdomen..... L'*estomac* était refoulé en haut et à gauche; il était placé entre le foie et la rate, de haut en bas, et le pancréas et l'arc du colon distendu, d'avant en arrière.

Il était divisé en deux portions distinctes, la pylorique et la splénique; il avait, dans son plus grand diamètre, cinq pouces d'étendue, et trois dans l'antéro-postérieur : il était complétement vide. Ses parois avaient de trois lignes à un pouce d'épaisseur; elles étaient cancéreuses, dures, lardacées. Cette désorganisation commençait à plusieurs lignes au-dessous du cardia, et s'étendait jusqu'au pylore inclusivement. Il y avait à la face supérieure une perte de substance arrondie, d'un pouce environ de diamètre, et une autre sur la face inférieure et la petite courbure, de deux pouces environ. Il était encore facile de distinguer les diverses membranes qui forment l'organe; la séreuse était saine; la musculeuse, qu'on pouvait séparer par traction, était transformée en une substance comme cartilagineuse, offrant, en quelques points, un demi-pouce d'épaisseur. La muqueuse était grisâtre, d'épaisseur variable dans les différens points; elle offrait à toute sa surface des fongosités d'un rouge jaunâtre, mollasses, faciles à déchirer, du volume de petites cerises. Du côté du pylore, elles étaient moins grosses, inégales, mais en plus grand nombre, et donnaient à cette partie de l'estomac l'aspect d'une substance rougie par du vin.

L'extrémité gauche du pancréas offrait une tumeur du volume du poing, formée de matière lardacée et cérébriforme; sa partie supérieure bouchait l'ouverture de l'estomac, que nous avons dit exister à la face inférieure de cet organe, et faisait saillie dans l'intérieur: les bords de l'ouverture adhéraient intimement à la tumeur.

L'ouverture accidentelle de la face supérieure de l'estomac, était bouchée par le foie; les bords de cette ouverture adhéraient intimement à cet organe. Les deux membranes du foie, dans cet endroit, étaient comme cartilagineuses; elles avaient plus d'une ligne d'épaisseur.

La rate adhérait aussi à la face inférieure et gauche de l'estomac : sa membrane était aussi très-épaisse. Les intestins étaient distendus et unis ensemble par des couches d'albumine épaisses, difficiles à rompre avec les doigts, de couleur ardoisée; ils étaient recouverts par des plaques de membranes accidentelles; la péritonéale qui les recouvre, offrait des granulations, et, dans quelques endroits, plus d'une ligne d'épaisseur.

La membrane musculeuse était très-mince, et les plis de la muqueuse effacés.

Ils contenaient, depuis le duodénum jusqu'au rectum, une grande quantité de matière verdâtre; et, chose assez remarquable, celle qui était renfermée dans la portion transversale du colon, existait sous la forme d'une couche d'une ligne environ d'épaisseur, desséchée, et formait, pour ainsi dire, une quatrième membrane à cette portion d'intestins.

La vessie, saine, était distendue outre mesure; elle contenait plus d'une pinte d'urine.

DEUXIÈME OBSERVATION.

Cancer de la presque totalité de l'estomac avec vomissement.

Lair (Jean-Marie-Michel), âgé de soixante-douze ans, ébéniste, veuf, né à Paris, demeurant rue Notre-Dame, n° 19. Tempérament sanguin détérioré, taille de 4 pieds 10 pouces, ordinairement bonne santé, jamais d'excès, peut-être un peu de chagrin.

Depuis deux ans, douleurs rhumatismales dans les pieds et les mains, revenant à des époques indéterminées.

Il y a trois mois que ce malade ressentit, pour la première fois, des envies de vomir, une salivation assez abondante, et de la diarrhée; ces phénomènes augmentèrent d'intensité, et depuis un mois les jambes ont commencé à enfler. Tel était son état lors de son entrée à l'hôpital Saint-Antoine, le 4 octobre 1820.

Le 7, vomissemens qui sont annoncés par des envies de vomir qui font lever le malade pour aller à la chaise de nuit; et ce n'est qu'au bout de plusieurs efforts, qu'il rend un liquide noirâtre.

Le 12, les vomissemens se répètent plus souvent, la diarrhée est très-forte; amaigrissement, faiblesse très-grande, face abdominale.

Les jours suivans, le marasme survient, et le malade meurt le 17.

Ouverture du cadavre trente-deux heures après la mort.

Extérieur : maigreur extrême, tête et poitrine saines.

Abdomen.... Estomac très-petit, susceptible d'admettre seulement un œuf de poule dinde. Parois complétement squirrheuses, excepté au grand cul-de-sac, où il existait une portion saine, de la grandeur d'une pièce de 2 francs.

Les parois de cet organe avaient environ six lignes d'épaisseur ; elles étaient formées de trois couches distinctes, une intérieure, épaisse de trois ou quatre lignes, grise, dure, fongueuse à la face intérieure : c'était la muqueuse.—Au-dessous d'elle, une couche de tissu cellulaire, légèrement infiltrée ; puis la membrane musculeuse d'environ deux lignes d'épaisseur ; elle était dure, jaunâtre, nacrée, lardacée ; enfin encore une couche de tissu cellulaire légèrement infiltrée, et recouverte par la membrane séreuse, qui n'avait point subi d'altération.

Ce cancer se terminait insensiblement au pylore et au cardia, qui étaient sains, et à la petite portion de l'organe qui avait conservé ses propriétés, et que nous avons dit exister au grand cul-de-sac de l'estomac.

TROISIÈME OBSERVATION.

Cancer de la totalité de l'estomac avec vomissement.

B....., âgé de quarante-huit ans, entré à l'hôpital Saint-Antoine au mois de juillet 1810, ne se plaignant que de douleurs supportables dans la région péricardiale (1).

La figure n'était nullement altérée; toutes les fonctions paraissaient être dans leur type physiologique, même celle de la digestion.

La douleur continuelle durait depuis huit mois avec un tel degré de mobilité que le malade la signalait tantôt à la région précitée, tantôt à l'épigastre, et d'autres fois dans l'hypocondre droit.

Le troisième jour de son entrée à l'hôpital, il fut pris d'un malaise général après une courte promenade, et il ne fut pas plus tôt mis dans son lit, *qu'il rendit par le vomissement* et par le bas une énorme quantité de sang noir, et succomba avant qu'on eût le temps de lui porter le moindre secours.

L'ouverture du cadavre montra les organes pectoraux très-sains, l'estomac distendu par beaucoup de sang noir en partie liquide, en partie coagulé, présentant un *épaississement squirrheux de toutes ses parois.* Toute la surface intérieure n'était qu'un ulcère étendu du cardia au pylore, sans les comprendre.

Les intestins contenaient aussi un liquide semblable à celui de l'estomac; du reste ils étaient sains.

QUATRIÈME OBSERVATION.

Nayet Grégoire, âgé de quarante-neuf ans, marié, marchand de laurier, demeurant à Paris, place au Lard, n° 12, quartier des Marchés, eut, il y a huit ans,

(1) Communiquée par M. Prat, médecin du Bureau central.

une fièvre intermittente qui dura trente-cinq mois, et qui céda au quinquina. Il entra à l'hôpital Saint-Antoine le 5 décembre 1818. Alors, digestions difficiles, vomissement des alimens et de fluides verdâtres, le matin (depuis cinq mois); rapports aigres, bouche amère, anorexie, point de douleur à l'abdomen; le malade assure sentir, le matin particulièrement, une tumeur à la partie droite de l'épigastre; mais elle disparaît après le vomissement. Ventre ballonné, selles rares, respiration difficile; toux plus fréquente le matin que le soir, sans expectoration; pouls petit, dur, intermittent; face grippée, pâle; yeux larmoyans; peau sèche, terreuse; maigreur extrême, décubitus sur le dos, faiblesse générale (tisane de chiendent-magnésie ʒ j.; quelques lavemens). Tous ces symptômes augmentèrent d'intensité; le scrotum et les jambes s'infiltrèrent, les yeux devinrent chassieux, et le malade mourut le 14 janvier 1818, sixième mois environ de sa maladie, trente-neuvième jour de séjour à l'hôpital (1).

Autopsie cadavérique.

Tête. Point ouverte.

Poitrine. Cœur sain; un peu de sérosité dans le péricarde.

Poumons. Sains; quelques petites granulations dans le lobe droit, quelques granulations à la surface du gauche; adhérence intime des portions costale et pulmonaire de la plèvre gauche; un peu de sérosité citrine dans la droite.

(1) Communiquée par M. le docteur Paillet.

Abdomen. Météorisme considérable ; issue d'une grande quantité de sérosité ; intestins fortement distendus par des gaz d'odeur très-désagréable ; adhérence des intestins entre eux, au moyen de membranes acci dentelles très-molles ; membrane muqueuse pâle, valvules effacées ; quelques petites ulcérations dans le cœcum. — *Estomac* peu volumineux, susceptible d'admettre seulement deux œufs de poule, enfoncé profondément dans la région épigastrique, adhérent, par la partie droite de sa face supérieure, à la face inférieure du foie. Paroi inférieure épaisse de trois lignes au plus. Transformation de la membrane musculaire en une substance grisâtre, lardacée, nacrée ; aucune trace de fibres musculaires ; membrane muqueuse grise. Orifices de l'estomac, sains ; la désorganisation ne commençait qu'environ à trois à quatre lignes du pylore, et deux à trois du cardia. Vers cette dernière partie, la transformation se faisait insensiblement, tandis que, vers l'ouverture pylorique, on voyait un cercle saillant qui commençait la désorganisation.

L'estomac renfermait à peu près deux onces d'un liquide épais, gris, et d'odeur désagréable.

Foie. Petit, jaune ; *rate* volumineuse, très-molle, décolorée, adhérente aux parois de l'abdomen par sa face convexe ; sa membrane propre était très-épaisse.

CINQUIÈME OBSERVATION.

Un cuisinier, âgé de 45 ans, entra à l'hôpital de la Charité le 19 août 1817.

Il y avait plus d'un an qu'il éprouvait des *vomissemens* immédiatement après avoir mangé, et même quelquefois ils survenaient en mangeant ou en buvant. Il était sujet aux syncopes, et c'est pendant une de ces affections qu'il mourut.

A l'ouverture du cadavre on trouva l'estomac revenu sur lui-même, *entièrement cancéreux;* la membrane muqueuse était malade dans toute son étendue, elle paraissait moins affectée vers le pylore. La membrane musculeuse, encore visible, était blanche, nacrée, dure, et semblait placée entre deux nouvelles membranes, c'était le tissu cellulaire infiltré, épaissi; la séreuse était saine.

Le pylore était environné d'une tumeur cancéreuse; dans l'intérieur de l'organe, il y avait une petite ulcération qui communiquait dans cette tumeur légèrement excavée, là aussi se voyait un gros vaisseau divisé par érosion.

Les intestins étaient pleins de sang brunâtre, grumeleux, contenant une multitude de bulles de gaz.

Le canal thoracique était très-petit (1).

Dans ces diverses observations on a vu le vomissement survenir, quoique l'estomac désorganisé n'y pût contribuer en aucune manière; nous en ajouterons une dernière qui montre que l'estomac sain et contractile est incapable de produire le vomissement, s'il est soustrait à l'action du diaphragme et des muscles larges de l'abdomen.

(1) Recueillie à l'hôpital de la Charité par M. Magendie.

SIXIÈME OBSERVATION.

Le fils de M. Ral, citoyen de Montpellier, âgé de 24 ans, d'un tempérament mélancolique, avait été tourmenté tout l'été d'une fièvre tierce invétérée, tantôt simple, tantôt double. Au mois de septembre, quoiqu'il ne lui restât aucune espèce de fièvre, il n'était pourtant pas dans une parfaite santé. Un certain empirique lui fit prendre de l'antimoine, peut-être mal préparé, qui lui excita des efforts de vomir bien violens, sans aucun effet, en sorte que ces efforts continuant de le travailler, le réduisirent aux abois dans sept à huit heures, et le tuèrent enfin sur le soir. Ce cadavre étant ouvert, l'estomac fut trouvé, dans la partie droite de la poitrine, rempli de diverses humeurs, et sans doute que cette situation contre nature empêcha qu'il ne pût suffisamment ni se dilater, ni se renverser pour bien vomir, étant pressé par les côtes. Or, il était facile de juger que cette situation était contractée dès la naissance, par le défaut de poumon en cette partie de la poitrine, d'autant qu'il ne se trouva qu'un seul lobe au côté gauche : c'est un sujet d'étonnement, que ce jeune homme n'ait pas été fort oppressé d'une difficulté de respirer dans tout le cours de sa vie, et qu'il ait toujours fait toutes les fonctions du corps avant cette maladie; car il avait été longtemps aux armées, et y avait contracté des fièvres (1).

(1) Rivière, *Observationes medicæ.*

D'après ces faits, que penser des conséquences tirées d'une seule observation où le cancer de la totalité de l'estomac n'était point accompagné de vomissemens? N'est-il pas évident que certaines circonstances particulières s'y opposaient? peut-être les contractions des muscles abdominaux et du diaphragme n'étaient-elles pas assez énergiques pour aplatir suffisamment l'estomac, ou pour surmonter la résistance de l'œsophage.

En effet, ne voit-on pas tous les jours des individus affaiblis par des maladies de long cours, éprouver des efforts répétés de vomissemens, et ne pas vomir?

Ne voit-on pas dans des maladies du cerveau et dans quelques autres, des efforts très-grands de vomissement, et le phénomène ne pas avoir lieu, bien que les malades aient une grande énergie musculaire?

Ne voit-on pas des individus qui n'ont jamais pu vomir, et chez lesquels les vomitifs produisent des accidens fâcheux qu'occasionent les efforts de vomissement? Certains chiens sont aussi dans ce cas.

Je puis citer encore des malades affectés de cancer à l'estomac, et qui n'ont ni vomissemens ni envies de vomir pendant le cours de leur maladie; j'en possède un assez bon nombre d'exemples que j'ai observés ou recueillis dans les auteurs; j'en ai récemment vu un à la clinique de M. le professeur Dupuytren: l'estomac était presque entièrement cancéreux, ses parois avaient plus de huit lignes d'épaisseur.

Enfin il existe des individus affectés de cancer à

l'estomac, qui vomissent pendant plusieurs années, et lorsque la maladie est déjà avancée, les vomissemens cessent ; l'on trouve à l'ouverture du cadavre le pylore largement *ouvert*. M. Magendie m'a communiqué un fait de ce genre, bien remarquable : l'ouverture du pylore avait plus d'un pouce de diamètre en tous sens, et le malade cessa de vomir trois mois avant sa mort.

Ce dernier fait joint à un assez bon nombre d'autres que je possède, m'a porté à faire quelques réflexions sur la nature des vomissemens dans les affections squirrheuses de l'estomac, et m'a convaincu que la nature et le siége du mal sont suffisans pour expliquer les divers signes fournis dans cette maladie par le vomissement.

Lorsque le cancer occupe le pylore, si sa forme est telle, que cette ouverture est agrandie et permet une communication facile entre l'estomac et le duodénum ; les vomissemens n'ont pas lieu, et s'il y en a, ils sont peu abondans, bien que les efforts soient quelquefois considérables ; les matières passent alors dans le duodénum. On conçoit d'abord difficilement que des substances contenues dans l'estomac comprimé par les muscles abdominaux, aient de la tendance à s'échapper par les intestins, qui semblent devoir éprouver la même pression que le ventricule; mais il n'en est pas ainsi, lorsque les parois abdominales se contractent pour produire le vomissement, elles le font de bas en haut, puis la partie inférieure se relâche un peu, devient légèrement saillante ; tandis que la partie supérieure s'enfonce, et reste dans cette position jusqu'à ce que l'expulsion ait lieu. Par ce mécanisme les organes de la partie inférieure du ventre sont soumis à une pression moindre que ceux qui sont placés dans les régions supérieures (1). Il est facile de se convaincre de ce fait si l'on veut s'examiner pendant ces sortes d'efforts ; et s'il n'en était pas ainsi, il serait difficile de concevoir comment les matières fécales et l'urine ne s'échapperaient pas en même temps que les substances contenues dans l'estomac, puisque dans l'état ordinaire, leur expulsion demande bien moins d'effort que le vomissement. Les expériences suivantes viennent à l'appui de ce que j'avance:

Si l'on place une ligature sur l'ouverture cardiaque de l'estomac d'un chien, comme je l'ai fait plusieurs fois, et qu'on introduise de l'émétique dans les veines, l'animal fait des efforts pour vomir, mais la ligature empêche les matières de sortir par l'ouverture supérieure, elles passent au contraire très-facilement par le pylore qui s'élargit, et descendent dans tout le canal digestif; sur un chien qui me servait à répéter cette expérience, après un seul effort, un liquide coloré que j'avais introduit dans l'estomac se répandit dans tous les intestins, jusqu'à l'anus.

Quand, au contraire, le squirrhe est disposé de manière à boucher complétement l'ouverture pylorique, les vomissemens sont très-abondans, et dans ce cas, la mort arrive beaucoup plus promptement et paraît être occasionée autant par le défaut de nutri-

(1) Ce phénomène a lieu en sens inverse pour l'expulsion des matières fécales et des urines.

tion que par la nature du mal, tandis que, dans le cas précédent, des substances nutritives passant très-facilement par les intestins, du chyle peut encore être formé, la maladie a une marche beaucoup plus lente, et la mort ne paraît être le résultat que de cette dernière.

Lorsque le cancer occupe le cardia, si cette ouverture est agrandie par la forme du squirrhe, les vomissemens sont très-faciles et très-abondans; sur sept observations de ce genre, que je possède, une seule fait exception, le malade n'a eu que quelques vomissemens au début de sa maladie, à une époque où l'on ne pouvait encore que la présumer; j'ignore ce qui arriverait dans le cas où le cancer rétrécirait beaucoup l'ouverture supérieure de l'estomac, il est présumable qu'il y aurait peu ou point de vomissement. Je ne possède qu'un fait de ce genre que j'ai observé en 1819, à l'hôpital Saint-Antoine; le sujet de cette observation était un cocher de fiacre qui éprouva tous les symptômes du squirrhe de l'estomac. Les vomissemens avaient cela de particulier, que les matières sortaient assez facilement dans le commencement et lorsque les efforts étaient peu énergiques; mais tout à coup elles cessaient d'être expulsées, et les efforts devenaient beaucoup plus considérables et infructueux.

Ce malade mourut, et à l'ouverture du cadavre, nous trouvâmes un cancer circulaire du cardia, avec rétrécissement de cette ouverture, mais à son côté droit, il s'élevait de la membrane muqueuse un corps arrondi, rougeâtre, pédiculé qui avait beaucoup de tendance à s'introduire dans l'œsophage, et qui pouvait boucher complétement l'extrémité inférieure de ce canal. Nous regrettons bien de n'avoir pas examiné les matières fécales rendues après les efforts de vomissement ; il est probable d'après les expériences précédentes, qu'elles contenaient des alimens non digérés, qui avaient fait un court séjour dans le canal digestif.

Je ne terminerai pas ce mémoire sans rapporter un fait très-curieux, consigné dans la thèse de M. Lallemand, professeur à l'école de médecine de Montpellier, et qui a servi à confirmer ce savant observateur, dans l'idée que l'estomac prend une part active au vomissement ; en voici le précis :

Une malade, qui depuis long-temps était à un régime sévère pour des difficultés de digestion, prit tout à coup une très-grande quantité d'alimens ; bientôt elle éprouva de la pesanteur à l'estomac, des nausées, des envies de vomir, mais elle ne fit que de vains et violens efforts de vomissement. Tout à coup, au milieu des plus vives angoisses, elle éprouva dans le bas-ventre une grande douleur accompagnée d'un sentiment de déchirure ; elle poussa plusieurs cris aigus, tomba sans connaissance, son corps se couvrit d'une sueur froide, les efforts de vomissement cessèrent ; elle mourut pendant la nuit. A l'ouverture du cadavre on trouva la cavité du péritoine pleine d'alimens et de boissons encore reconnaissables, à moitié digérés et d'une odeur aigre.

La partie antérieure et moyenne de l'estomac était déchirée obliquement, de sa petite, vers sa grande courbure, dans une étendue de cinq pouces. Les bords de cette déchirure, minces et irréguliers, n'offraient aucune trace de maladie antérieure. Les trois membranes de l'estomac n'étaient pas déchirées dans la même étendue, ni exactement dans la même direction, la déchirure du péritoine était plus considérable que celle de la membrane musculaire, et celle de la muqueuse était la moins étendue. Le pylore offrait un rétrécissement circulaire, dû à un épaississement squirrheux d'un pouce et demi de largeur, le reste de l'estomac était parfaitement sain; l'orifice cardiaque était libre et sans la moindre altération.

Je suis loin de conclure avec M. le professeur Lallemand, que cette observation prouve que l'estomac se contracte *convulsivement* pour rejeter les matières qu'il renferme. Je pense, au contraire, qu'elle confirme la nouvelle théorie du vomissement. Je ne vois dans ce fait qu'*un estomac énormément distendu*, s'étendant jusque *dans le bas-ventre*, fortement comprimé par les muscles abdominaux; mais les matières ne pouvant sortir par le pylore rétréci et le cardia refusant de leur donner passage, les contractions persistant, l'organe s'est déchiré, et où s'est-il déchiré? à la partie antérieure, qui était moins comprimée, parce qu'elle descendait très-bas, et que là, la force était moins grande qu'à la partie supérieure, comme nous l'avons démontré plus haut.

Je conclus donc des observations et des expériences rapportées dans ce mémoire :

1° Que l'estomac n'offre pas de contraction dont

la nature soit susceptible de produire le vomissement ;

2° Que l'estomac n'agit dans le vomissement qu'en revenant sur lui-même d'une manière lente et graduée, après l'expulsion des matières qu'il contenait ;

3° Que le vomissement est produit par les muscles abdominaux et le diaphragme (1) ;

4° Que la force développée par les muscles abdominaux et le diaphragme ne se répartit pas également sur les viscères de l'abdomen pendant le vomissement ;

5° Que l'état physique du pylore et du cardia apporte des modifications dans les vomissemens, quand il existe un cancer à l'estomac.

(1) On voit que nous ne sommes pas de l'avis des personnes qui pensent que le diaphragme est passif dans les efforts. En effet, pour se convaincre du contraire, on n'a qu'à le mettre à découvert, on verra quelle force il est susceptible de développer pour produire le vomissement.

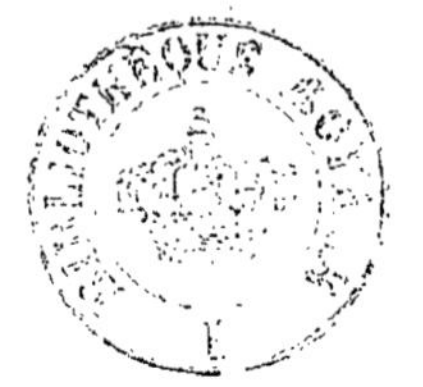

www.ingramcontent.com/pod-product-compliance
Ingram Content Group UK Ltd.
Pitfield, Milton Keynes, MK11 3LW, UK
UKHW020504230726
13925UKWH00005B/2094

9 782014 065275